UNIVERSITÉ DE TOULOUSE
FACULTÉ MIXTE DE MÉDECINE ET DE PHARMACIE

ANNÉE 1903-1904 N° 573

# CONTRIBUTION A L'ÉTUDE

SUR

# L'ASTIGMATISME CORNÉEN

## Déterminé par le Ptérygion

# THÈSE

POUR

## LE DOCTORAT EN MÉDECINE

*Présentée et soutenue publiquement en juillet 1904*

**Par A. GARMY**

MEMBRES DU JURY..... MM. AUDEBERT, *Président.*
SAINT-ANGE,
GUIRAUD, *Assesseurs.*
FRENKEL,

TOULOUSE
CH. DIRION, LIBRAIRE-ÉDITEUR
50, RUE SAINT-ROME, 50

1904

UNIVERSITÉ DE TOULOUSE
FACULTÉ MIXTE DE MÉDECINE ET DE PHARMACIE

ANNÉE 1903-1904 N° 573

# CONTRIBUTION A L'ÉTUDE

SUR

# L'ASTIGMATISME CORNÉEN

## Déterminé par le Ptérygion

# THÈSE

POUR

## LE DOCTORAT EN MÉDECINE

*Présentée et soutenue publiquement en juillet 1904*

**Par A. GARMY**

MEMBRES DU JURY..... MM. AUDEBERT, *Président.* SAINT-ANGE, GUIRAUD, FRENKEL, *Assesseurs.*

TOULOUSE
CH. DIRION, LIBRAIRE-ÉDITEUR
50, RUE SAINT-ROME, 50

1904

UNIVERSITÉ DE TOULOUSE

# FACULTÉ MIXTE DE MÉDECINE ET DE PHARMACIE

## TABLEAU DU PERSONNEL

| | |
|---|---|
| Doyen | MM. CAUBET. |
| Assesseur | FREBAULT. |

### PROFESSEURS

| | |
|---|---|
| Anatomie | MM. CHARPY. |
| Histologie normale | TOURNEUX. |
| Physiologie | ABELOUS. |
| Anatomie pathologique | TAPIE. |
| Pathologie et thérapeutique générales | HERRMANN. |
| Pathologie interne | ANDRÉ. |
| Pathologie externe | PENIERES. |
| Médecine opératoire | LABÉDA. |
| Thérapeutique | SAINT-ANGE. |
| Hygiène | GUIRAUD. |
| Clinique médicale | CAUBET.<br>MOSSÉ. |
| Clinique chirurgicale | JEANNEL.<br>N... |
| Clinique des maladies cutanées et syphilitiques | AUDRY. |
| Clinique des maladies mentales | RÉMOND. |
| Pharmacie | DUPUY. |
| Chimie et Toxicologie | FRÉBAULT. |
| Matière médicale | BRÆMER. |
| Histoire naturelle | LAMIC. |
| Physique | MARIE. |
| Clinique des maladies des enfants | BÉZY. |
| Pathologie expérimentale | MAUREL. |
| Médecine légale | GUILHEM. |

### CHARGÉS DE COURS

| | |
|---|---|
| Anatomie topographique | MM. SOULIÉ. |
| Chimie | ALOY. |
| Histoire naturelle | SUIS. |
| Bactériologie | MOREL. |
| Clinique chirurgicale | CESTAN. |
| Clinique obstétricale | AUDEBERT. |
| Clinique ophthalmologique | FRENKEL. |
| Hydrologie | GARRIGOU. |
| Cours théorique d'obstétrique aux sages-femmes | AUDEBERT. |
| Cours élémentaire aux élèves sages-femmes | BARDIER. |

### AGRÉGÉS EN EXERCICE

| | |
|---|---|
| Pathologie interne et Médecine légale | MM. MOREL.<br>RISPAL.<br>FRENKEL. |
| Chirurgie | BAUBY.<br>N... |
| Accouchements | N... |
| Anatomie et Histologie | SOULIÉ. |
| Physiologie | BARDIER. |
| Chimie | N... |
| Physique | CLUZET. |
| Pharmacie | RIBAUT. |
| Secrétaire de la Faculté | M. CHAUDRON. |

**La Faculté déclare n'être pas responsable des opinions émises par les candidats.** (Délibération en date du 12 mai 1891.)

*A MON PÈRE*

*Quand le sacrifice a été sans mesure, la reconnaissance doit être sans bornes.*

---

*A MA MÈRE*

*En reconnaissance de sa vigilante sollicitude dont je n'ai jamais été séparé jusqu'à ce jour.*

---

*A MON FRÈRE*

---

*A MES PARENTS*

---

*MEIS ET AMICIS*

# PRÉFACE

Arrivé au terme de nos études médicales, nous nous plaisons à jeter un regard sur notre passé scolaire. Au milieu de la joie que nous éprouvons à revivre un moment ce passé, nous nous sentons ému par le souvenir d'une foule de bienfaits dont nous avons été comblé ; notre reconnaissance sera-t-elle assez profonde et aurons-nous assez de remerciements pour nos bienfaiteurs ?

Merci à tous ceux qui, dès notre enfance, se sont sincèrement intéressés à nous ; qu'ils sachent se reconnaître dans ces lignes et qu'ils daignent croire à notre vive reconnaissance !

Nous avons gardé un bon souvenir de nos Maîtres de l'Ecole de Médecine de Clermont-Ferrand. Parmi eux, quelques-uns nous ont profondément touché par leur bienveillante sympathie ; d'autres se sont attachés surtout à donner à nos études médicales une base solide. Nous les en remercions bien sincèrement.

Nos Maîtres de Toulouse ont continué l'œuvre commencée et n'ont jamais cessé d'encourager nos efforts. A notre arrivée à la Faculté de Médecine, nous avons éprouvé la bienveillance de M. le Doyen Caubet et nous en avons ressenti les effets jusqu'à la fin de nos études ; nous en conserverons bien longtemps le respectueux souvenir.

Pendant notre stage à la Clinique obstétricale, M. le Professeur Audebert s'est toujours montré pour nous le Maître dévoué ; il ne nous a jamais mesuré sa bienveillance, et aujourd'hui il nous comble en nous faisant l'honneur d'accepter la présidence de notre thèse. Qu'il daigne croire à notre sincère reconnaissance.

Que dire du service d'ophtalmologie, que nous avons eu l'avantage de fréquenter pendant quinze mois ? M. le Professeur agrégé Frenkel, qui en est le digne directeur, s'est attaché sans cesse à imprimer dans notre esprit l'amour du travail en même temps que le sens de l'ophtalmologie. Après nous avoir comblé par son dévouement, il a couronné son œuvre bienfaisante en nous inspirant le sujet de notre thèse. Qu'il nous soit permis d'exprimer ici à M. Frenkel à la fois nos sincères remerciements et notre vive reconnaissance.

Nous avons des remerciements à adresser à tous nos Maîtres de la Faculté de Médecine, et en particulier à MM. les Professeurs André, Saint-Ange, Guiraud, Guilhem et Tapie.

Enfin, en remerciant nos Maîtres dans les Hôpitaux,

nous accordons surtout notre reconnaissance à MM. les Professeurs Audry, Bézy, Jeannel, pour tous les avantages que nous avons pu retirer de leurs leçons cliniques.

En quittant la Faculté de Médecine de Toulouse, nous y laissons quelques amis bien sincères. Il en est parmi eux que peut-être nous ne rencontrerons jamais dans la vie; qu'ils sachent du moins que nous garderons toujours leur souvenir ineffaçable !

# INTRODUCTION

On définit généralement l'astigmatisme cornéen : « L'aberration de sphéricité causée par l'inégalité de réfraction entre les méridiens de courbure maxima et de courbure minima de la cornée. » D'après cette définition, la cornée normale, non astigmate, serait donc celle dont tous les méridiens seraient égaux et auraient par conséquent une égale puissance réfringente. Cependant, si l'on mesure avec beaucoup de précision les différents diamètres cornéens d'un certain nombre de personnes qui possèdent d'ailleurs une vue excellente, on ne trouve presque jamais cette égalité idéale entre tous les méridiens. C'est ce qui a fait qu'on décrit un astigmatisme physiologique.

En raison du peu de netteté qui règne dans cette question, il y a encore discussion parmi les auteurs pour savoir où commence l'astigmatisme. Les uns admettent 0,5 D comme limite minima ; pour d'autres, c'est 1 D. Néanmoins, la discussion paraît peu importante. Une chose certaine, c'est que les troubles de la vision ne sont manifestes et gênants que lorsque l'astigmatisme dépasse 1 D. On voit même des astigmates de plusieurs dioptries conserver une bonne acuité visuelle sans avoir besoin de verres cylindriques. Entre autres, nous pouvons citer Th. Young, l'inventeur de l'astigmatisme, qui avait 1,7 D d'astigmatisme inverse ; or, il n'avait jamais remarqué que sa vue fût défectueuse ; il prétendait voir aussi bien que la plupart des personnes, et il lui fallut la découverte de son optomètre, en 1801, pour découvrir sur lui-même ce défaut.

Depuis Thomas Young, un grand nombre d'ophtalmologistes ont fait faire des progrès à l'étude de l'astigmatisme. Pour citer simplement les plus connus, nommons tout de suite l'astronome Airy, Professeur à Cambridge, le colonel Goulier, Helmholtz, Knapp, Donders, Javal, Schioetz, Sulzer, Eriksen, etc... Tous ces auteurs ont étudié surtout l'astigmatisme cornéen, de beaucoup le plus important. Ils ont étudié successivement l'astigmatisme congénital et l'astigmatisme acquis ; or, nous sommes frappé que, parmi ces auteurs, aucun, en énumérant les causes nombreuses de l'astigmatisme acquis, n'ait jamais nommé le *Ptérygion*.

Cependant, quelques auteurs des plus modernes en ont fait mention ; nous avons lu, entre autres, la thèse de M. Blanchard, qui, sur trente malades porteurs de ptérygions, aurait trouvé quatre astigmates. Mais il fallait approfondir la question et déterminer exactement la part qui revient au ptérygion dans l'astigmatisme. C'est précisément ce que nous a fait comprendre notre Maître M. le Professeur agrégé Frenkel.

Il ne s'agit pas de prendre un certain nombre de personnes atteintes de ptérygion et de voir combien parmi elles sont atteintes d'astigmatisme. Mais il est nécessaire, comme nous l'a expliqué notre Maître M. Frenkel, de montrer que l'astigmatisme cornéen, s'il est produit par le ptérygion, augmente du centre à la périphérie, siège du ptérygion. De plus, il est nécessaire de montrer que cet astigmatisme n'est prononcé que du côté interne de la cornée dans le cas de ptérygion interne. Enfin, il faut encore montrer, sur des exemples de ptérygion unilatéral, que l'astigmatisme est beaucoup plus prononcé du côté de l'œil porteur du ptérygion.

Si nous n'avons pas pu apporter plus de onze observations, du moins nous sommes-nous attaché à en faire une étude soigneuse.

# CHAPITRE PREMIER

## Technique.

Les causes de l'astigmatisme acquis sont nombreuses ; les plus fréquentes sont : les ulcères, le staphylôme et les plaies de la cornée, les opérations de glaucome, les opérations de cataracte, etc.

Chez tous les malades qui ont servi à nos expériences, nous nous sommes assuré tout d'abord qu'aucune de ces causes n'existait. Ensuite, pour bien nous assurer que le ptérygion était la cause de l'astigmatisme, nous avons mesuré la courbure en différents points de la cornée; évidemment, si nous trouvons des déformations plus considérables là où s'exerce principalement l'action du ptérygion, nous serons autorisé, par là-même, à lui en attribuer la cause, et, si ces déformations retentissent jusqu'au centre pupillaire, le ptérygion sera bien la cause de l'astigmatisme qui en découle.

Cette mensuration des différentes parties de la cornée a été pratiquée, depuis bien longtemps, au moyen de différents optomètres et ophtalmomètres, par Helmholtz, Aubert, Matthiesen, etc., dans un but autre que la recherche de l'astigmatisme cornéen. Nous avons pratiqué des mensurations analogues avec le dernier modèle d'ophtalmomètre de Javal et Schioetz. Ici n'est pas le lieu de faire une description de l'appareil, ce qui serait beaucoup trop long. Nous nous contenterons de donner quelques détails nécessaires pour faciliter l'intelligence de nos observations.

L'arc de l'appareil est divisé en degrés et le dédoublement des images est ainsi choisi que chaque degré correspond à une dioptrie. De plus, si l'on admet, avec Javal, 1,3375 comme indice de réfraction de la cornée et de l'humeur aqueuse, on peut mesurer le rayon de courbure en millimètres en se servant de la formule $R = \frac{1,3375 - 1}{D}$, R représentant le rayon et D la dioptrie. L'appareil est muni, en outre, d'un grand disque kératoscopique divisé de 5° en 5° par des anneaux concentriques, de façon que le sujet observé puisse regarder exactement à 5°, 10°, 15°, 20°, etc., autour du centre.

Il est indispensable que l'appareil et l'œil observé soient situés dans une zone suffisamment éclairée, car le manque de lumière empêchant la réflexion des mires peut être une cause d'erreur.

Placé dans de telles conditions pour chaque malade observé, nous l'avons fait regarder d'abord au centre, pour mesurer l'astigmatisme cornéen au niveau de la ligne visuelle ; ensuite, nous l'avons fait regarder successivement à 5°, 10°, 15° à droite pour mesurer la partie gauche de la cornée, à 5°, 10°, 15° à gauche pour mesurer la partie droite, en haut pour mesurer la partie inférieure, en bas pour mesurer la partie supérieure.

Il peut arriver cependant que le malade soit peu docile et qu'il fixe difficilement les points désignés sur le disque kératoscopique ; de même, le malade peut être atteint d'une amaurose plus ou moins complète : il est, par suite, difficile de fixer sa pupille d'une façon exacte successivement à 5°, 10°, 15°, etc., du centre. Dans ce cas, on peut employer une autre méthode, qui est la suivante : Le malade regarde toujours le centre de l'objectif ; s'il est aveugle, on place son doigt au niveau du centre de l'objectif et on lui dit de regarder son doigt, ce qu'il fait sans difficulté grâce à sa sensibilité tactile et à son sens musculaire. L'œil est ainsi immobilisé ; par suite, ce sont les images qu'on est obligé de déplacer.

Pour cela, l'observateur déplace sur l'arc les deux mires en même temps et dans le même sens. Si, par exemple, l'œil étant fixé au centre, nous déplaçons la mire gauche jusqu'à la division 15 de l'arc et la mire droite jusqu'à la division 25, il est évident que nous mesurerons la courbure de la cornée à 5° à droite de la ligne visuelle, puisque, pour mesurer la courbure centrale, les deux mires doivent être à égale distance de l'objectif. On peut ainsi déplacer les mires de 5°, 10° et 15° à droite, à gauche, dans le sens horizontal, en haut, en bas, dans le sens vertical.

Nous avons mis en pratique les deux méthodes, et toutes les deux nous ont donné les mêmes résultats ; néanmoins, nous recommandons la première toutes les fois qu'elle est possible, car elle est beaucoup plus simple et beaucoup plus rapide, et ce sont deux grands avantages pour ces opérations longues et délicates.

Cette mensuration périphérique de la cornée est essentiellement importante dans le sujet qui nous occupe, et nous considérons qu'une observation qui donne seulement l'astigmatisme central est loin d'être suffisante. Rien ne prouve, en effet, que l'astigmatisme doit être attribué au ptérygion ; il peut être le résultat d'une coïncidence. D'ailleurs, le ptérygion exerce bien une action à distance sur toute la surface de la cornée, mais il est rare que le centre soit aussi influencé qu'une certaine zone périphérique avec laquelle le ptérygion a des rapports plus intimes. Cette zone est ordinairement à la partie supérieure et interne pour un ptérygion interne : c'est du moins ce que nous ont montré nos observations ; car quelquefois nous avons trouvé au centre un astigmatisme très faible, alors qu'il était considérable à certains points de la périphérie.

Evidemment, cela demande une explication. Nous la donnerons plus loin ; mais auparavant deux éléments nous sont indispensables : le premier, c'est de connaître la forme et la nature du ptérygion ; le second, c'est la forme réelle de la cornée normale, non astigmate. C'est ce qui fera l'objet des deux chapitres suivants.



---

# CHAPITRE II

## Le Ptérygion.

Etiologie et forme. — Le ptérygion est une affection assez fréquente. Son aspect extérieur est celui d'une masse charnue développée sur la conjonctive bulbaire, presque toujours du côté interne, de forme triangulaire, dont le sommet ou *onglet* correspond à un point quelconque de la cornée et dont la base correspond à la caroncule lacrymale.

Nous laisserons complètement de côté les ptérygions congénitaux ; les seuls qui nous intéressent sont les ptérygions acquis, qui se rencontrent surtout chez des personnes âgées et exposées à des irritations de la conjonctive.

Tout à fait au début, le malade a du larmoiement, sa conjonctive bulbaire est injectée, principalement du côté interne ; on diagnostique une conjonctivite. Cette première poussée terminée, l'inflammation disparaît ; il reste à sa place une hypertrophie de la conjonctive, sous forme de membrane triangulaire, dont la base se confond avec le bord de la caroncule et dont le sommet s'implante sur le limbe scléro-cornéen. Au niveau de son sommet, le ptérygion semble constitué par du tissu cicatriciel qui tranche nettement, par sa couleur, sur le reste de la cornée et de la conjonctive. De ce point part comme une fusée de stries plus ou moins vascularisées qui s'écartent en forme d'éventail et viennent se terminer jusque dans le tissu caronculaire.

Le ptérygion constitué ne s'arrête pas à ce stade ; tout en gardant toujours sa forme triangulaire, il augmente de proportions ; au niveau de la cornée, l'onglet prend une marche envahissante ; il empiète sur le tissu cornéen et se rapproche de plus en plus du centre pupillaire. Arrivé au centre pupillaire, le ptérygion arrête sa marche envahissante et n'augmente plus qu'en épaisseur ; mais déjà le mal est grand et la vision est considérablement troublée.

STRUCTURE. — Ce processus d'inflammation et d'envahissement successifs explique déjà pourquoi les ophtalmologistes modernes considèrent le ptérygion comme une hypertrophie de la conjonctive bulbaire. En effet, toute hypertrophie reconnaît pour cause primordiale une hyperémie ; dans le cas présent, l'hyperémie primitive serait causée par l'irritation répétée de la conjonctive bulbaire. Nous n'insisterons pas sur ce point, sur lequel s'accordent presque tous les auteurs. Mais nous pouvons nous poser la question suivante : Pendant que s'accomplit cet envahissement du ptérygion, qu'on attribue à une hypertrophie de la conjonctive, que se passe-t-il dans cette membrane au point de vue histologique ? Les tissus de l'episclère ne font-ils que proliférer simplement sans se différencier, et dès lors *le ptérygion et la conjonctive se confondent-ils en un même tissu?* Ou bien les tissus, s'hypertrophiant, subissent-ils une différenciation, et dès lors le *ptérygion possède-t-il une structure propre ?*

Sur une coupe on voit un stroma de tissu conjonctif qui renferme dans ses mailles des cellules lymphatiques. Les fibres conjonctives sont longues, tortueuses, et présentent par endroits des signes de dégénérescence hyaline. Quelques glandes tubuleuses sont séparées entre elles par des nerfs et des vaisseaux plus ou moins nombreux et dilatés qui sillonnent le stroma. Le tout est recouvert d'un épithélium qui semble se confondre en même temps avec celui de la cornée et avec celui de la conjonctive ; en sorte que l'onglet du ptérygion rampe sur la cornée entre l'épithélium cornéen et la membrane élastique de Bowmann.

En somme, il semble qu'il y ait très peu de différence, au point de vue histologique, entre la conjonctive et le ptérygion. Cependant, les fibres conjonctives de l'episclère normale sont moins longues, plus régulières, et ne présentent jamais de dégénérescence hyaline. De plus, on voit au-dessous de l'épithélium conjonctival des papilles dermiques qui ne paraissent pas exister sur le ptérygion.

D'ailleurs, les tissus qui constituent le ptérygion ne sont pas toujours identiques, du moins dans leurs proportions. C'est précisément cette différence de structure entre plusieurs ptérygions qui avait amené les auteurs à formuler une classification.

Classification. — Cunier et Petrequin s'entendent pour diviser les ptérygions en quatre variétés. Ce sont :

1° *Le Ptérygion celluleux,* dans lequel le tissu cellulaire est plus ou moins épaissi ;

2° *Le Ptérygion vasculaire,* dans lequel on constate un grand développement des vaisseaux de la base au sommet ;

3° *Le Ptérygion charnu,* dans lequel la vascularisation est si prononcée qu'elle constitue une masse charnue, rouge, sarcomateuse ;

4° *Le Ptérygion graisseux,* qui subit la dégénérescence graisseuse. Il n'apparaît assez souvent qu'après une longue existence du ptérygion charnu. Lorsqu'il est borné à la conjonctive, il n'est qu'une sorte de pinguecula.

Plus tard, Desmarres, dans son traité des maladies des yeux, admet à peu près la même classification, avec de légères différences. Pour lui, il y a seulement trois variétés de ptérygions, qui sont :

1° *Le Ptérygion sarcomateux,* triangle rouge, très vascularisé, à base large lorsque le sommet atteint la cornée ;

2° *Le Ptérygion membraneux,* épaississement du tissu cellulaire sous-muqueux, et en même temps vascularisation et développement morbide de l'expansion aponévrotique de l'un des muscles droits. Il est plus pâle et moins mobile que le premier ;

3° *Le Ptérygion graisseux,* qui n'est autre chose que le précédent, auquel s'ajoute une accumulation d'une masse graisseuse en apparence, formant des granulations jaunâtres, éparses çà et là, de la base au sommet.

Cette deuxième classification paraît plus simple que la première. Pour notre sujet, nous la simplifierons encore davantage, et nous n'admettrons que deux formes principales : le ptérygion *membraneux,* plus ou moins vascularisé, le seul qui figurera dans nos observations, et le ptérygion *graisseux,* qu'on peut considérer simplement comme un stade avancé du pinguecula et qui semble avoir peu d'influence sur la cornée.

Nous pourrions d'ailleurs diviser autrement les ptérygions, d'après leur stade de développement. Nous aurions alors :

1° Le ptérygion dont l'onglet ne dépasse pas le limbe scléro-cornéen ;

2° Le ptérygion dont l'onglet empiète sur la cornée de 1 à 4 millimètres ;

3° Le ptérygion dont l'onglet atteint la pupille non dilatée.

---

# CHAPITRE III

## Forme de la Cornée.

Parmi les questions d'anatomie et de physiologie de l'œil, la question de la forme de la cornée a été incontestablement l'une des plus étudiées et peut-être celle sur laquelle les opinions ont été le plus partagées.

On peut considérer dans la cornée une face antérieure et une face postérieure, séparées entre elles par une couche de tissu propre dont on estime l'épaisseur à 1 millimètre à la région périphérique et à $0^{mm},8$ à la région centrale. De l'inégalité d'épaisseur de cette membrane, il résulte que les deux faces sont différentes dans leurs diamètres et dans leurs courbures. La face postérieure a un diamètre d'environ 13 millimètres dans tous les sens ; elle a si peu d'importance dans le sujet qui nous occupe que nous la négligerons totalement.

Quant à la surface antérieure, elle a 12 millimètres dans son diamètre horizontal et 11 millimètres dans son diamètre vertical ; c'est sur elle surtout que nous voulons fixer notre attention, car elle est le siège principal de l'astigmatisme. Pour le prouver, nous n'avons qu'à comparer l'indice de réfraction de cette surface avec l'indice de réfraction des surfaces internes de l'œil.

L'indice de la cornée, c'est-à-dire la différence entre la réfraction de l'air ambiant et la réfraction de la surface antérieure de la cornée, s'exprime, d'après Javal et la plupart des auteurs modernes, par 1,3375. D'autre part, l'indice des surfaces internes de l'œil, c'est-à-dire la différence entre la réfraction de la surface antérieure de la cornée et la réfraction des surfaces internes, peut s'exprimer par 1,06.

Si, au moyen de ces indices, nous voulons trouver la réfraction exprimée en dioptries, nous aurons les formules suivantes :

Pour la surface antérieure de la cornée $D = \frac{1,3375 - 1}{R} = \frac{337,5}{R}$ ;

Pour les surfaces internes........ $D = \frac{1,06 - 1}{R} = \frac{60}{R}$.

La puissance de réfraction de la surface antérieure de la cornée est donc environ six fois plus considérable. Nous concevons dès lors qu'une déformation quelconque qui, sur les surfaces internes, ne produirait que peu d'effet à cause de la faible différence d'indice des milieux, produirait, sur la surface antérieure de la cornée, un astigmatisme considérable.

C'est pourquoi, en supposant que cette déformation quelconque soit produite par un ptérygion, on peut prévoir déjà combien l'effet, c'est à-dire l'astigmatisme, peut être important.

Quelle est donc la forme de cette surface antérieure de la cornée ?

Pendant bien longtemps, la cornée avait été considérée comme une calotte sphérique parfaite enchâssée à la partie antérieure de la sclérotique. Au début du dix-huitième siècle, Petit imagina un moyen technique pour contrôler ces données anciennes en mesurant les rayons. Il employa des lames de cuivre dans lesquelles il découpait des segments de cercles de divers rayons, et celui des segments qui, appliqué sur la cornée, s'y adaptait le mieux, donnait le rayon cherché. Ce moyen primitif permit à Petit de voir que la cornée était légèrement aplatie vers le bord scléral.

Un siècle plus tard, Th. Young calcula le rayon de la cornée en fonction du diamètre et de la hauteur. Il détermina le diamètre au moyen du compas et mesura la hauteur en regardant d'un œil, dans un miroir placé entre ses deux yeux, le profil de l'autre.

Krause employa la méthode anatomique sur des yeux énucléés. Beaucoup d'autres reprirent cette méthode anatomique sur des yeux morts. Mais les causes d'erreur étaient nombreuses ; bien mieux valait mesurer des cornées vivantes. C'est alors qu'on se servit de la réflexion des images.

Kaulrausch examina les images d'objets réfléchis sur la cornée, et, connaissant la distance de l'objet, sa grandeur, celle de l'image, il calcula le rayon en se servant de la formule des miroirs convexes $\frac{O}{I} = \frac{2 l}{R}$ ou $R = \frac{2 l I}{O}$.

Ces mensurations ont été faites en 1845. En 1854, Helmholtz construisit un ophtolmomètre, avec lequel on put mesurer avec beaucoup de précision le rayon de courbure central et les rayons de courbure périphériques. Comme on trouva les rayons périphériques plus grands que le rayon central, et que par conséquent la cornée ne pouvait pas être considérée comme une sphère, on calcula la courbe du deuxième degré qui se rapprochait le plus du rayon mesuré. C'est ainsi que se répandit l'idée que la forme de la cornée normale (non astigmate) serait celle d'un ellipsoïde de révolution autour du grand axe, lequel axe serait dirigé en dehors et en bas de la ligne visuelle et formerait avec cette ligne un angle d'environ 5°. C'était la première notion de l'angle $\alpha$.

Cependant, Helmholtz lui-même comprit plus tard que cette idée s'écartait beaucoup de la réalité ; il insista sur la défectuosité de cette assimilation de la cornée à un ellipsoïde. Dès lors, Aubert et Matthiesen, en travaillant avec l'ophtalmomètre d'Helmholtz, arrivèrent à des assertions nouvelles. D'après eux, on peut partager la surface antérieure de la cornée en deux parties : l'une centrale, à peu près sphérique (partie optique) ; l'autre périphérique, aplatie (partie basale).

Mais c'est à l'ophtalmomètre de Javal et Schiœtz que revient le mérite d'avoir donné les résultats les plus exacts et les plus précis sur la forme de la surface antérieure de la cornée. Au moyen de cet ophtalmomètre, Sulzer et Eriksen, de Paris, ont opéré des mensurations telles que celles dont nous avons parlé plus haut et que nous avons pratiquées nous-même. Ils ont mesuré la réfraction et le rayon de courbure sur toute la surface coréenne, de 5° en 5°, à partir du centre pupillaire jusqu'au limbe scléro-cornéen.

Cette mensuration de 5° en 5° était nécessaire et suffisante pour découvrir la forme exacte de la surface de la cornée. En effet, prenons le *théorème de Sturm,* qui définit l'astigmatisme « la différence entre la réfraction du méridien de courbure maxima et la réfraction du méridien de courbure minima d'un élément de surface infiniment petit ». Ce théorème est très juste ; il est d'ailleurs très simple pour une surface absolument régulière et symétrique ; il suffirait de mesurer la réfraction d'un point pour que de la mesure de ce point découle la mesure de tous les autres. Mais ce n'est pas ce qui se passe pour la surface antérieure de la cornée, où règne une asymétrie considérable qui entraîne des variations de l'astigmatisme dans ses différentes parties.

Ces variations amènent à diviser la surface antérieure de la cornée en une série de zones concentriques et à déterminer l'astigmatisme de chaque zone séparément. Or, quelle doit être la surface de chaque zone mesurée? Meyer a démontré qu'en mesurant l'astigmatisme central par les méthodes ordinaires on mesure une zone annulaire de la cornée ayant un diamètre d'environ 1$^{mm}$,2, ce qui correspond à peu près à une distance angulaire de 10° (5° de chaque côté de la ligne visuelle). Si le diamètre de cette zone correspond à un angle de 10°, le rayon doit correspondre à un angle de 5°. De plus, ce qui est vrai pour le centre est vrai pour la périphérie. Voilà pourquoi, en mesurant la réfraction et le rayon de courbure de 5° en 5° à droite, à gauche, en haut, en bas, à partir du centre pupillaire jusqu'au limbe scléro-cornéen, on mesure chaque partie de toute la surface cornéenne. Cette mensuration est donc à la fois *nécessaire* et *suffisante*.

Sulzer et Eriksen, en pratiquant ces mensurations, ont confirmé les assertions d'Aubert et de Matthiesen. Comme ces derniers, ils ont admis qu'on pouvait partager la cornée en deux parties : l'une optique, l'autre basale. Mais quelles sont leurs limites respectives ? Eriksen compte comme appartenant à la partie optique la partie dont la réfraction ne diffère pas de plus d'une dioptrie de la réfraction centrale. D'ailleurs, il a dressé le tableau suivant, qui indique les limites de la partie optique comparées à celles de la cornée entière :

| | PARTIE OPTIQUE | CORNÉE ENTIÈRE |
|---|---|---|
| En dehors.......... | 16°,5 | 44°,7 |
| En dedans.......... | 14° | 40°,1 |
| En haut............ | 12°,5 | 38°,5 |
| En bas............. | 13°,5 | 42°,2 |

Depuis, d'autres ont repris ces mensurations successivement avec les appareils d'Helmholtz et de Javal; ils sont arrivés à peu près aux mêmes résultats. On peut donc considérer que la partie optique représente approximativement le tiers de la cornée totale.

Comme les rayons lumineux qui tombent sur la partie basale n'arrivent déjà plus sur la rétine, la partie optique de la cornée est donc la seule utilisée pour la vision. Quelquefois, cependant, la partie basale peut jouer un certain rôle : c'est lorsque la pupille est grande ou bien lorsqu'elle ne se trouve pas juste au centre de la cornée; alors le côté de la partie basale duquel elle se rapproche le plus peut avoir de l'influence.

D'aprés le tableau précédent d'Eriksen, ce serait surtout en *dedans* et en *haut* que la partie basale pourrait avoir de l'influence; car sur la périphérie de la partie optique ce sont ces deux points qui se rapprochent le plus du centre, respectivement l'un pour le méridien horizontal, l'autre pour le méridien vertical.

Quoi qu'il en soit de l'influence légère et exceptionnelle de la partie basale, notre attention doit être fixée surtout sur la partie optique, la seule utilisée pour la vision, par conséquent la seule importante.

En somme, la surface antérieure de la cornée peut être comparée à un ellipsoïde déformé dont le diamètre vertical est égal à environ 11 millimètres et le diamètre horizontal égal à environ 12 millimètres. Elle peut être divisée en deux parties : 1° une partie optique de $3^{mm},6$ environ de diamètre et qui se trouverait comprise dans un angle d'environ 30°, lequel pourrait se diviser en deux angles de 15° situés de chaque côté de la ligne visuelle; 2° une partie basale entourant la première et dont le diamètre est d'environ 8 millimètres, ce qui correspond à deux angles de 30° situés de chaque côté de la partie optique ou à un angle unique de 90° dans lequel serait comprise aussi la partie optique.

La partie optique, la seule importante, serait donc environ un tiers de la surface totale. Son rayon de courbure, dans une cornée normale, serait en moyenne de $7^{mm},5$, ce qui équivaut à une réfraction de 45 D.

Telle est la forme réelle d'une cornée normale. Nous allons étudier dans le chapitre suivant quelles en sont les variations de courbure.

---

# CHAPITRE IV

## Variations de courbure de la cornée.

La courbure de la cornée diminue du centre à la périphérie; mais cette diminution de courbure n'est pas la même dans tous les méridiens. D'après Leroy, si l'on prend pour unité l'aplatissement temporal, les aplatissements du méridien vertical en haut et en bas sont égaux sensiblement à deux, tandis que l'aplatissement nasal est égal à quatre.

La surface antérieure de la cornée est donc considérablement asymétrique. Comme cette asymétrie porte principalement sur la partie basale de la cornée, les effets ne se font point sentir sur la vision; mais il peut arriver que, grâce à des variations de courbure, cette asymétrie se poursuive jusqu'à la partie optique, voire même jusqu'au centre pupillaire : alors apparaissent les symptômes de l'astigmatisme.

Les causes qui peuvent faire varier la courbure de la cornée et augmenter l'asymétrie normale sont nombreuses. D'abord, le simple mode de distribution des maxima et des minima montre l'influence de la sclérotique ; en effet, l'aplatissement nasal, deux fois plus considérable que les verticaux et quatre fois plus considérable que le temporal, se trouve précisément en regard de l'insertion du droit interne, et nous savons d'ailleurs que ce muscle est doué d'une importance fonctionnelle prépondérante.

Cela fait donc supposer que l'asymétrie de la cornée aurait pour cause principale les actions différentes des muscles moteurs du globe oculaire. Il faut admettre, en effet, qu'au moment de la naissance, avant que l'enfant ait fait contracter ses muscles moteurs de l'œil, la cornée a une forme symétrique; si toutefois il existe à la partie basale de légers aplatissements, ces aplatissements sont égaux dans tous les méridiens. Mais dès que le globe oculaire commence à être tiraillé dans tous les sens par les sangles musculaires, déjà il est soumis à des variations de courbure intimement liées aux contractions différentes des muscles extrinsèques.

Si ces différents aplatissements cornéens n'ont pas de retentissement sur les parties centrales, la vision n'en souffre pas, si ce n'est toutefois par un certain degré de myopie ou d'hypermétropie; mais, que l'équilibre vienne à se rompre, que tel ou tel muscle moteur du globe oculaire prenne une action prépondérante, tout de suite l'aplatissement deviendra plus considérable du côté correspondant à ce muscle; de là des variations de courbure dans les différents méridiens, et l'astigmatisme est constitué. Si cet astigmatisme se limite à la périphérie, il a peu d'action sur la vision; mais s'il se poursuit jusqu'aux parties centrales la vue est forcément troublée.

On a différentes formes d'astigmatisme, selon que tel ou tel muscle agit : si l'action prépondérante vient des droits interne et externe, on aura un allongement de la cornée dans le sens horizontal et l'astigmatisme sera *direct* ou *conforme à la règle ;* si, au contraire, l'action prépondérante vient des droits supérieur et inférieur, la cornée sera allongée dans le sens vertical et l'on aura un astigmatisme *inverse* ou *contraire à la règle.* Il peut se faire que l'action prépondérante soit exercée à la fois par deux muscles correspondant, l'un au diamètre horizontal, l'autre au diamètre vertical; c'est ce qui constitue l'astigmatisme *oblique.*

On comprend aisément pourquoi l'astigmatisme conforme à la règle est le plus souvent constaté ; c'est parce que le muscle droit interne a une puissance de contraction beaucoup plus considérable que les autres. D'ailleurs, peut-être cela explique-t-il un peu pourquoi le centre de la cornée ne correspond pas exactement à la *fovea centralis,* et peut-être l'action du muscle droit interne entre-t-elle pour quelque chose dans l'explication de l'angle $\alpha$.

Cependant, les muscles moteurs du globe oculaire ne sont pas les seuls à jouer un rôle dans les variations de courbure de la cornée, car on a vu des cornées astigmates en même temps que les muscles droits étaient paralysés. Une autre cause fréquente consiste dans la contraction des muscles ciliaires. En effet, la partie antérieure du muscle ciliaire se termine par un fort tendon, qui n'est lui-même qu'une continuation des fibres de la membrane de Descemet. Comme cette dernière a des rapports très étroits avec la face antérieure de la cornée, toutes les contractions du muscle ciliaire peuvent avoir un retentissement sur la cornée elle-même. Or, il peut arriver que ces contractions ne soient pas égales et uniformes dans tout le muscle ; elles peuvent même n'être que partielles ; dès lors, on comprend aisément qu'elles puissent se traduire par des variations dans la courbure de la cornée. D'ailleurs, pour bien démontrer l'action du muscle ciliaire, on n'a qu'à instiller dans l'œil quelques gouttes d'atropine, dont l'effet se fait sentir immédiatement sur le muscle : si réellement ces variations de courbure de la cornée sont causées par les contractions du muscle ciliaire, elles disparaissent sous l'action de l'atropine.

Les contractions inégales et non uniformes des muscles extrinsèques de l'œil et des muscles ciliaires sont évidemment les causes principales des variations de courbure de la cornée, et par conséquent de l'astigmatisme. Il y en a d'autres nombreuses, mais qui sont encore mal connues. D'après Horner, quelquefois le globle oculaire peut se développer d'une façon anormale, avec des dimensions exagérées ou diminuées ; de là asymétrie cornéenne.

Pour Javal et Emmet, il y a des rapports entre l'astigmatisme cornéen et les anomalies morphologiques de l'orbite. Ce sont autant de questions qu'il serait intéressant, à notre avis, d'approfondir et de démontrer par des expériences.

Bref, quelles qu'en soient les causes, nous pouvons affirmer que l'asymétrie cornéenne et les variations de courbure existent. Quelles en sont les conséquences? Evidemment, le plus grand inconvénient c'est que l'asymétrie se poursuit jusqu'à la partie optique et même jusqu'au centre pupillaire. Alors on a un degré plus ou moins fort d'astigmatisme. Certes, l'astigmatisme central ne sera pas le même que l'astigmatisme périphérique ; celui-ci peut être très fort et celui-là très faible sur la même cornée. Mais il y aura toujours entre les deux des rapports et des proportions, et, par le simple raisonnement, nous pourrions presque arriver aux conclusions suivantes, que Meyer a vérifiées par des mensurations périphériques :

1° Les parties périphériques des cornées à astigmatisme direct faible au centre sont non astigmatiques ou présentent un astigmatisme inverse;

2° Les parties périphériques des cornées sans astigmatisme central présentent un astigmatisme inverse;

3° Les parties périphériques des cornées à astigmatisme central inverse sont plus astigmatiques (dans le même sens) que les parties centrales;

4° Les parties périphériques des cornées à astigmatisme central direct moyen ou fort sont plus astigmatiques (dans le même sens) que les parties centrales.

L'astigmatisme peut donc être direct au centre et inverse à la périphérie, et, sur le segment du méridien maxima qui unit le centre au limbe scléro-cornéen, il doit exister un point dont la réfraction sera égale à la réfraction d'un autre point situé sur le méridien minima. Si ces deux points limites entre l'astigmatisme direct et l'astigmatisme inverse se trouvent dans la région optique, il est impossible que l'astigmatisme soit corrigé complètement par des verres cylindriques. Voilà, en fin de compte, ce qui constitue le grand inconvénient de l'asymétrie cornéenne ; et, plus cette asymétrie sera exagérée, plus l'inconvénient sera considérable.

---

# CHAPITRE V

## Influence du ptérygion sur les variations de courbure de la cornée.

Les variations de courbure et l'asymétrie de la cornée peuvent occasionner un astigmatisme que des verres cylindriques ne peuvent pas corriger complètement. Cet astigmatisme réclame comme causes les contractions irrégulières du muscle ciliaire, mais les plus importantes sont incontestablement les contractions des muscles moteurs du globe oculaire. Ces derniers agissent sur la cornée par l'intermédiaire de la sclérotique, sur laquelle ils sont fortement insérés, et qui est en rapport immédiat avec la cornée. Evidemment, s'il survient une affection pathologique, soit sur les muscles, soit sur la sclérotique, cette affection pourra faire varier leur influence sur la cornée, soit en la diminuant, soit en l'augmentant. Or, le ptérygion peut être considéré comme une affection de ce genre. Si nous admettons, avec Desmarres, que le ptérygion membraneux n'est qu'un développement morbide de l'expansion aponévrotique des muscles droits, nous sommes obligé d'admettre aussi que le ptérygion vient directement sur la cornée augmenter l'action du muscle droit dont il émane.

Ainsi, nous savons que, normalement, l'aplatissement périphérique de la cornée du côté nasal est quatre fois plus marqué que du côté temporal. Nous attribuons, d'autre part, cet aplatissement à l'action du muscle droit interne, par l'intermédiaire de la sclérotique et de la conjonctive bulbaire qui la recouvre. Mais si ce muscle envoie une expansion jusque sur la cornée elle-même et qu'il constitue par là même un ptérygion dont l'onglet atteint le limbe cornéen, on conçoit facilement que l'action du muscle soit augmentée et plus directe et que l'aplatissement soit par suite plus considérable qu'à l'état normal. Déjà cet aplatissement, en s'accentuant, pourra déterminer un changement de courbure qui se transmettra jusqu'à la région optique de la cornée. Dès lors, à moins que n'intervienne l'accommodation cristallinienne, la vue sera troublée par l'astigmatisme résultant.

Cependant, il semble que si les choses se passaient toujours ainsi, pour un ptérygion interne, nous aurions toujours un allongement de la cornée dans le sens horizontal et, par conséquent, toujours un astigmatisme conforme à la règle. Or, ce n'est pas précisément ce que nous ont montré nos observations; nous avons trouvé, surtout à la périphérie, très souvent de l'astigmatisme inverse.

Revenons maintenant à l'opinion de la plupart des auteurs et considérons le ptérygion comme un repli de la conjonctive bulbaire hypertrophiée. Nous ne pouvons plus supposer que l'action du muscle droit soit augmentée; vis-à-vis du muscle, le ptérygion se confond avec la conjonctive et il en assume toutes les propriétés; c'est à peine s'il renforce et resserre les liens qui unissent la cornée à la sclérotique. Est-ce à dire pour cela que le ptérygion ne contribue en rien aux variations de courbure de la cornée et que, par conséquent, il n'a aucune influence sur l'astigmatisme? Non.

Nous avons dit plus haut que le ptérygion et la cornée étaient recouverts par un même épithélium ; par conséquent, l'onglet du ptérygion rampe vers le centre pupillaire entre la membrane épithéliale externe et la membrane élastique de Bowmann. Dans son processus de prolifération en même temps que de dégénérescence hyaline, le ptérygion se met en rapport intime avec le tissu élastique de la membrane de Bowmann. Sans détruire ni transformer ce tissu, il agit sur lui par compression de voisinage; il en résulte microscopiquement une déformation des fibres élastiques, macroscopiquement un aplatissement de la cornée. Quelquefois, cet aplatissement au niveau du ptérygion est si considérable qu'il est possible de le constater à l'œil nu. Sans doute, cet aplatissement peut se traduire jusqu'aux parties centrales par un changement de courbure, et de là astigmatisme. Néanmoins, ce que nous disions plus haut, nous pouvons le répéter ici : il peut y avoir astigmatisme des parties périphériques de la région optique sans qu'il y ait astigmatisme central. De même, il peut arriver que l'astigmatisme central soit aussi considérable que celui de la périphérie ; tout cela dépend du sens dans lequel sont déformées les fibres élastiques de la membrane de Bowmann. Par conséquent, ici les conclusions de Meyer ne sont plus applicables dans leur sens absolu ; car le changement de courbure de la périphérie ne se traduit pas toujours au centre de la même façon. En outre, ici, nous n'aurons pas forcément un allongement de la cornée dans le sens horizontal ; le ptérygion peut, au contraire, refouler la cornée dans ce sens, d'où il résulterait un allongement de cette membrane dans le sens vertical, et de là astigmatisme inverse. Il semble d'ailleurs que tel soit le mode d'action du ptérygion ; car, dans nos observations, nous avons trouvé quelquefois de l'astigmatisme oblique, plus souvent de l'astigmatisme direct, mais plus souvent encore de l'astigmatisme inverse. D'autres fois, nous avons trouvé à la périphérie un astigmatisme direct de 3 à 4 D, alors qu'au centre il existait un astigmatisme inverse de 0,6 D. Cela est tout à fait opposé à la troisième conclusion de Meyer, d'après laquelle « les parties périphériques des cornées à astigmatisme central inverse sont plus astigmatiques, dans le même sens, que les parties centrales ». Nous ne pouvons l'expliquer qu'en attribuant au ptérygion une action très irrégulière ; cette action peut s'exercer fortement sur les limites de la partie optique, c'est-à-dire à 15° environ du centre, alors que le centre lui-même n'est pas influencé. C'est une preuve qu'il est absolument nécesssaire, si l'on veut mesurer l'astigmatisme déterminé par le ptérygion, de mesurer non seulement le centre, mais aussi toute la surface de la partie optique.

A cause de l'irrégularité d'action du ptérygion, il paraît difficile de poser une règle fixe; car, dans des yeux différents, des ptérygions à peu près de même forme, de même nature et de même développement, semblent produire des effets différents. Néanmoins, nous basant sur nos observations, nous proposons la division des ptérygions telle que nous l'avons donnée plus haut, c'est-à-dire d'après leur degré de développement.

Nous aurions ainsi trois catégories :

1° Le ptérygion dont l'onglet ne dépasse guère le limbe scléro-cornéen ou n'empiète qu'à peine de 1 millimètre sur la cornée. Au centre, il détermine peu ou point d'astigmatisme. A la périphérie, l'astigmatisme est *inverse* et ne dépasse pas 3 D (Voir Observations VI, OD, — VII, ODG, — XI, OG);

2° Le ptérygion dont l'onglet empiète sur la cornée de 1 à 4 millimètres. Il agit toujours sur le centre, où il détermine en général de l'astigmatisme *inverse*. Cet astigmatisme peut être considérable ; nous l'avons trouvé de 4 D avec un ptérygion de 4 millimètres. A la périphérie, il est irrégulier. Nous l'avons trouvé chez le même sujet, du côté nasal, de 2,2 D *inverse* à 10° du centre et de 3,2 D direct à 15° du centre. Cependant, en général, il est *inverse* en haut et en dedans, *direct* en bas (Voir Observations III, OD, — V, ODG, — VI, OG);

3° Le ptérygion dont l'onglet atteint le centre pupillaire. Il détermine toujours un astigmatisme très irrégulier, difficile à mesurer. Au centre, la mesure précise est impossible; on voit toutefois que l'astigmatisme est *direct* et considérable. A la périphérie, il est tantôt direct, tantôt oblique, tantôt inverse, et peut atteindre de grandes proportions (Voir Observations IV, OD, — VIII, OD).

En somme, il semble certain que le ptérygion détermine de l'astigmatisme et que, plus le ptérygion s'avance sur la cornée, plus l'astigmatisme est considérable

# OBSERVATIONS

---

## OBSERVATION PREMIÈRE

Recueillie par M. le Docteur Garipuy, chef de clinique.

Jeanne F..., soixante-huit ans.

OD. — Ptérygion interne empiétant sur la cornée de 3 millimètres environ.

$V = 1/2$ faible avec $-1$ $V = 2/3$.

Astigmométrie : $150° = 48,6$. — $30° = 48,2$.

OG. — Glaucome absolu consécutif à une irido-cyclite T + 1.

Ptérygion interne empiétant sur la cornée d'environ 3 millimètres.

$V = 0$.

Astigmométrie : Hor., 46,6 ; — vert., 46,6.

---

## OBSERVATION II

Recueillie par M. Voivenel, externe du service.

Bernard C..., soixante-huit ans, eut en 1903 une bronchite à la suite de laquelle survint une maladie oculaire diagnostiquée œdème conjonctival. Opération O D.

Actuellement, douleurs, céphalalgie, conjonctivite O G.

O D. — Ptérygion interne empiétant sur la cornée d'environ 2 millimètres.

Astigmométrie : Hor., 45,2 ; — vert., 46,2.

O G. — Ptérygion interne empiétant sur la cornée d'environ 3 millimètres.

Astigmométrie : Hor., 46,5 ; — vert., 45,5.

---

## OBSERVATION III *(Personnelle)*.

Joseph C..., quarante-six ans, garçon de laboratoire de chimie.

ODG, V = 1.

O D. — Ptérygion vascularisé interne empiétant sur la cornée d'environ 2 millimètres.

COURBURE DE LA SURFACE ANTÉRIEURE DE LA CORNÉE

| Méridien horizontal | | à 0° | Méridien vertical | |
|---|---|---|---|---|
| Réfr. | Rayon | Réfr. | Rayon | Astigm. |
| 44,5 | $7^{mm}58$ | 44 | $7^{mm}67$ | 0,5 inv. |

Méridien horizontal | à 5° | Méridien vertical

| | Réfr. | Rayon | Réfr. | Rayon | Astigm. |
|---|---|---|---|---|---|
| Temp... | 44,2 | 7mm63 | 44 | 7mm67 | 0,2 D inv. |
| Nas..... | 43,8 | 7 70 | 44,3 | 7 61 | 0,5 D dir. |
| Sup .... | 43,9 | 7 69 | 44,2 | 7 63 | 0,3 D dir. |
| Inf...... | 44,2 | 7 65 | 44,2 | 7 63 | 0 |

Méridien horizontal | à 10° | Méridien vertical

| | Réfr. | Rayon | Réfr. | Rayon | Astigm. |
|---|---|---|---|---|---|
| Temp... | 43,3 | 7mm80 | 43,3 | 7mm80 | 0 |
| Nas..... | 42 | 8 04 | 39,8 | 8 48 | 2,2 D inv. |
| Sup .... | 43,9 | 7 69 | 44,8 | 7 54 | 0,9 D dir. |
| Inf...... | 44,6 | 7 57 | 44,6 | 7 57 | 0 |

Méridien horizontal | à 15° | Méridien vertical

| | Réfr. | Rayon | Réfr. | Rayon | Astigm. |
|---|---|---|---|---|---|
| Temp... | 43,4 | 7mm78 | 44,2 | 7mm63 | 0,8 D dir. |
| Nas..... | 40,8 | 8 27 | 44 | 7 67 | 3,2 D dir. |
| Sup .... | 43,2 | 7 82 | 42,5 | 7 95 | 0,7 D inv. |
| Inf ..... | 43,6 | 7 75 | 43,2 | 7 82 | 0,4 D inv. |

O G. — Normal.

Méridien horizontal | à 0° | Méridien vertical

| Réfr. | Rayon | Réfr. | Rayon | Astigm. |
|---|---|---|---|---|
| 43 | 7mm85 | 43,3 | 7mm80 | 0,3 D dir. |

Méridien horizontal | à 5° | Méridien vertical

| | Réfr. | Rayon | Réfr. | Rayon | Astigm. |
|---|---|---|---|---|---|
| Temp... | 43,3 | 7mm80 | 44 | 7mm64 | 0,7 D dir. |
| Nas..... | 43,1 | 7 83 | 43,6 | 7 74 | 0,5 D dir. |
| Sup .... | 43 | 7 85 | 43,5 | 7 76 | 0,5 D dir. |
| Inf ..... | 43,5 | 7 76 | 44,2 | 7 82 | 0,7 D dir. |

**Méridien horizontal | à 10° | Méridien vertical**

| | Réfr. | Rayon | Réfr. | Rayon | Astigm. |
|---|---|---|---|---|---|
| Temp... | 43,8 | 7mm71 | 44,2 | 7mm64 | 0,4 D dir. |
| Nas..... | 43 | 7 85 | 44 | 7 67 | 0,1 D dir. |
| Sup .... | 43,2 | 7 82 | 43,2 | 7 82 | 0 |
| Inf ..... | 44 | 7 67 | 44,5 | 7 59 | 0,5 dir. |

**Méridien horizontal | à 15° | Méridien vertical**

| | Réfr. | Rayon | Réfr. | Rayon | Astigm. |
|---|---|---|---|---|---|
| Temp... | 43,5 | 7mm76 | 44 | 7mm67 | 0,5 D dir. |
| Nas..... | 43 | 7 85 | 44 | 7 67 | 1 D dir. |
| Sup .... | 43,3 | 7 80 | 43 | 7 85 | 0,3 D inv. |
| Inf...... | 43,5 | 7 76 | 44 | 7 67 | 0,5 D dir. |

---

## OBSERVATION IV *(Personnelle)*.

Marie M..., cinquante ans, cultivatrice.

ODG, V = 1 faible.

OD. — Ptérygion membraneux vascularisé interne, empiétant sur la cornée d'environ 5 millimètres, atteint le bord pupillaire.

### COURBURE DE LA SURFACE ANTÉRIEURE DE LA CORNÉE

à 0°

Astigmatisme très irrégulier dont la mensuration est rendue impossible par la présence du ptérygion.

**Méridien horizontal | à 5° | Méridien vertical**

| | Réfr. | Rayon | Réfr. | Rayon | Astigm. |
|---|---|---|---|---|---|
| Temp... | 42,2 | 8mm | 41,6 | 8mm11 | 0,6 D inv. |
| Nas..... | Ptérygion | ? | 40,8 | 8 39 | » |
| Sup .... | id. | ? | 42 | 8 04 | » |
| Inf...... | id. | ? | 41,4 | 8 15 | » |

**Méridien horizontal | à 10° | Méridien vertical**

| | Réfr. | Rayon | Réfr. | Rayon | Astigm. |
|---|---|---|---|---|---|
| Temp... | 45°=41,5 | 8mm14 | 135°=40,4 | 8mm32 | 0,9 D inv. |
| Nas..... | Ptérygion | ? | 41,9 | 8 06 | » |
| Sup.... | id. | ? | 41,9 | 8 06 | » |
| Inf..... | id. | ? | 40,6 | 8 30 | » |

**Méridien horizontal | à 15° | Méridien vertical**

| | Réfr. | Rayon | Réfr. | Rayon | Astigm. |
|---|---|---|---|---|---|
| Temp... | 40,8 | 8mm28 | 39,8 | 8mm50 | 1 D inv. |
| Nas..... | Ptérygion | ? | Ptérygion | ? | |
| Sup.... | id. | ? | 40,6 | 8mm30 | |
| Inf..... | 39 | 8mm65 | 41,5 | 8 13 | 1,5 D dir. |

O G. — Ptérygion membraneux vascularisé interne, empiétant sur la cornée d'environ 3 millimètres.

COURBURE DE LA SURFACE ANTÉRIEURE DE LA CORNÉE

**Méridien horizontal | à 0° | Méridien vertical**

| Réfr. | Rayon | Réfr. | Rayon | Astigm. |
|---|---|---|---|---|
| 39,9 | 8mm46 | 38 | 8mm89 | 1,9 D inv. |

**Méridien horizontal | à 5° | Méridien vertical**

| | Réfr. | Rayon | Réfr. | Rayon | Astigm. |
|---|---|---|---|---|---|
| Temp... | 41 | 8mm23 | 40,4 | 8mm36 | 0,6 D inv. |
| Nas..... | 40,2 | 8 40 | 40 | 8 44 | 0,2 D inv. |
| Sup.... | 41,4 | 8 15 | 41 | 8 23 | 0,4 D inv. |
| Inf..... | 40,5 | 8 34 | 39,9 | 8 46 | 0,6 D inv. |

**Méridien horizontal | à 10° | Méridien vertical**

| | Réfr. | Rayon | Réfr. | Rayon | Astigm. |
|---|---|---|---|---|---|
| Temp... | 45°=40 | 8mm44 | 135°=39,4 | 8mm53 | 0,6 D inv. |
| Nas..... | 40,5 | 8 34 | 40,1 | 8 42 | 0,4 D inv. |
| Sup.... | 40,8 | 8 27 | 40,2 | 8 40 | 0,6 D inv. |
| Inf..... | 40,5 | 8 34 | 40 | 8 44 | 0,5 D inv. |

Méridien horizontal | à 15° | Méridien vertical

| | Réfr. | Rayon | Réfr. | Rayon | Astigm. |
|---|---|---|---|---|---|
| Temp... | 39,8 | 8mm48 | 39,8 | 8mm48 | 0 |
| Nas..... | 30°=40,9 | 8 25 | 120°=40,5 | 8 34 | 0,4 D inv. |
| Sup .... | 39,9 | 8 46 | 39,2 | 8 61 | 0,7 D inv. |
| Inf...... | 38,9 | 8 68 | 38,2 | 8 84 | 0,7 D inv. |

---

## OBSERVATION V *(Personnelle)*.

François M..., soixante-huit ans.

O D. — Ptérygion interne membraneux légèrement vascularisé, empiète sur la cornée de 4 millimètres environ. Base très large se confondant avec la caroncule. Arc sénile prononcé. V 1/10 n. am. p. v.

COURBURE DE LA SURFACE ANTÉRIEURE DE LA CORNÉE

Méridien horizontal | à 0° | Méridien vertical

| Réfr. | Rayon | Réfr. | Rayon | Astigm. |
|---|---|---|---|---|
| 45,1 | 7mm48 | 41,1 | 8mm21 | 4 D inv. |

Méridien horizontal | à 5° | Méridien vertical

| | Réfr. | Rayon | Réfr. | Rayon | Astigm. |
|---|---|---|---|---|---|
| Temp... | 46 | 7mm34 | 48,3 | 6mm98 | 2,3 D dir. |
| Nas..... | Ptérygion | ? | Ptérygion | ? | » |
| Sup .... | 45,4 | 7mm44 | 44,3 | 7mm61 | 1,1 D inv. |
| Inf...... | 44 | 7 67 | 43,5 | 7 76 | 0,5 D inv. |

Méridien horizontal | à 10° | Méridien vertical

| | Réfr. | Rayon | Réfr. | Rayon | Astigm. |
|---|---|---|---|---|---|
| Temp... | 49,2 | $6^{mm}84$ | 50,3 | $6^{mm}70$ | 1,1 D dir. |
| Nas..... | Pterygion | ? | Pterygion | ? | » |
| Sup .... | 46,5 | $7^{mm}26$ | 45,3 | $7^{mm}45$ | 1,2 D inv. |
| Inf...... | 44 | 7 67 | 46,5 | 7 26 | 2,5 D dir. |

Méridien horizontal | à 15° | Méridien vertical

| | Réfr. | Rayon | Réfr. | Rayon | Astigm. |
|---|---|---|---|---|---|
| Temp... | 47 | $7^{mm}18$ | 49,4 | $6^{mm}83$ | 2,4 D dir. |
| Nas..... | Ptérygion | ? | Pterygion | ? | » |
| Sup .... | 45,5 | $7^{mm}42$ | 45,3 | $7^{mm}45$ | 0,2 D inv. |
| Inf...... | 44,8 | 7 54 | 46 | 7 34 | 1,2 D dir. |

O G. — Ptérygion interne membraneux légèrement vascularisé, empiète sur la cornée de 3 millimètres environ. Base très large, onglet étalé et aplati. Arc sénile prononcé. V 1/4 + 3 cyl. V 1/3.

COURBURE DE LA SURFACE ANTÉRIEURE DE LA CORNÉE

Méridien horizontal | à 0° | Méridien vertical

| Réfr. | Rayon | Réfr. | Rayon | Astigm. |
|---|---|---|---|---|
| 47,2 | $7^{mm}15$ | 45 | $7^{mm}50$ | 2,2 D inv. |

Méridien horizontal | à 5° | Méridien vertical

| | Réfr. | Rayon | Réfr. | Rayon | Astigm. |
|---|---|---|---|---|---|
| Temp... | 49 | $6^{mm}89$ | 48,4 | $6^{mm}95$ | 0,6 D inv. |
| Nas..... | Ptéryg'on | ? | Pterygion | ? | » |
| Sup .... | id. | ? | id. | ? | » |
| Inf...... | 48 | $7^{mm}03$ | 47,2 | $7^{mm}25$ | 0,8 D inv. |

| | Méridien horizontal | | à 10° Méridien vertical | | |
|---|---|---|---|---|---|
| | Réfr. | Rayon | Réfr. | Rayon | Astigm. |
| Temp... | 49 | 6mm89 | 49 | 6mm89 | o |
| Nas..... | Ptérygion | ? | Ptérygion | ? | » |
| Sup .... | id. | ? | id. | ? | » |
| Inf...... | 49 | 6mm89 | 49,5 | 6mm82 | 0,5 D dir. |

| | Méridien horizontal | | à 15° Méridien vertical | | |
|---|---|---|---|---|---|
| | Réfr. | Rayon | Réfr. | Rayon | Astigm. |
| Temp... | 45,2 | 7mm47 | 50,2 | 6mm72 | 5 D dir. |
| Nas..... | Ptérygion | ? | Ptérygion | ? | » |
| Sup .... | 45,1 | 7mm48 | 48,8 | 6mm93 | 3,7 D dir. |
| Inf...... | 50,5 | 6 65 | 49,5 | 6 82 | 1 D inv. |

---

## OBSERVATION VI *(Personnelle)*.

Pierre C..., quatre-vingt-deux ans, a souffert, il y a une trentaine d'années, une seule fois, d'une affection oculaire bénigne qui paraît être de la conjonctivite.

OD. — Ptérygion interne membraneux vascularisé, ne dépassant pas le limbe scléro-cornéen. Arc sénile très prononcé.

V = 1.

COURBURE DE LA SURFACE ANTÉRIEURE DE LA CORNÉE

| Méridien horizontal | | à 0° Méridien vertical | | |
|---|---|---|---|---|
| Réfr. | Rayon | Réfr. | Rayon | Astigm. |
| 44,2 | 7mm63 | 45,5 | 7mm42 | 1,3 D dir. |

Méridien horizontal | à 5° | Méridien vertical

| | Réfr. | Rayon | Réfr. | Rayon | Astigm. |
|---|---|---|---|---|---|
| Temp... | 44,8 | 7mm54 | 45 | 7mm50 | 0,2 D dir. |
| Nas..... | 45 | 7 50 | 45 | 7 50 | 0 |
| Sup .... | 46,2 | 7 30 | 46 | 7 34 | 0,2 D inv. |
| Inf...... | 46,2 | 7 30 | 45,2 | 7 46 | 1 D inv. |

Méridien horizontal | à 10° | Méridien vertical

| | Réfr. | Rayon | Réfr. | Rayon | Astigm. |
|---|---|---|---|---|---|
| Temp... | 44,2 | 7mm63 | 45 | 7mm50 | 0,8 D dir. |
| Nas..... | 43,8 | 7 70 | 44,3 | 7 62 | 0,5 D dir. |
| Sup .... | 44,6 | 7 57 | 45,2 | 7 46 | 0,6 D dir. |
| Inf...... | 44,3 | 7 62 | 42,5 | 7 95 | 1,8 D inv. |

Méridien horizontal | à 15° | Méridien vertical

| | Réfr. | Rayon | Réfr. | Rayon | Astigm. |
|---|---|---|---|---|---|
| Temp... | 42,8 | 7mm88 | 44,2 | 7mm63 | 1,4 D dir. |
| Nas..... | 43,5 | 7 76 | 42,8 | 7 89 | 1,7 D inv. |
| Sup .... | 44,8 | 7 54 | 43,3 | 7 80 | 1,5 D inv. |
| Inf...... | 44,8 | 7 54 | 42 | 8 04 | 2.8 D inv. |

O G. — Ptérygion interne membraneux vascularisé, empiète sur la cornée d'environ 2 millimètres. Arc sénile très prononcé. V = 1.

COURBURE DE LA SURFACE ANTÉRIEURE DE LA CORNÉE

Méridien horizontal | à 0° | Méridien vertical

| Réfr. | Rayon | Réfr. | Rayon | Astigm. |
|---|---|---|---|---|
| 44,5 | 7mm59 | 43,5 | 7mm76 | 1 D inv. |

Méridien horizontal | à 5° | Méridien vertical

| | Réfr. | Rayon | Réfr. | Rayon | Astigm. |
|---|---|---|---|---|---|
| Temp... | 45,1 | 7mm48 | 44,1 | 7mm65 | 1 D inv. |
| Nas..... | 44,8 | 7 54 | 44,5 | 7 59 | 0,3 D inv. |
| Sup .... | 44,5 | 7 59 | 43,5 | 7 76 | 1 D inv. |
| Inf ..... | 42,8 | 7 81 | 41,4 | 8 15 | 1,4 D inv. |

Méridien horizontal | à 10° | Méridien vertical

| | Réfr. | Rayon | Réfr. | Rayon | Astigm. |
|---|---|---|---|---|---|
| Temp... | 43,2 | 7mm81 | 44 | 7mm67 | 0,8 D dir. |
| Nas..... | 43 | 7 85 | 42,2 | 8 | 0,8 D inv. |
| Sup .... | 43,8 | 7 70 | 44 | 7 67 | 0,2 D dir. |
| Inf ..... | 44,8 | 7 54 | 43 | 7 85 | 1,8 D inv. |

Méridien horizontal | à 15° | Méridien vertical

| | Réfr. | Rayon | Réfr. | Rayon | Astigm. |
|---|---|---|---|---|---|
| Temp... | 44,3 | 7mm62 | 44 | 7mm67 | 0,3 D inv. |
| Nas..... | 42.6 | 7 93 | 43,6 | 7 75 | 1 D dir. |
| Sup .... | 45,2 | 7 46 | 42,2 | 8 | 3 D inv. |
| Inf...... | 44 | 7 67 | 42 | 8 04 | 2 D inv. |

---

## OBSERVATION VII *(Personnelle)*.

Jean M..., soixante-sept ans, depuis quinze mois environ a senti sa vue baisser, de telle sorte qu'il a dû quitter son travail. Bientôt il ne peut plus se diriger, distinguant à peine le jour de la nuit.

ODG. — Atrophie blanche de la papille.

OD. — Ptérygion interne membraneux vascularisé, empiétant sur la cornée d'environ 1 millimètre. Arc sénile assez prononcé.

COURBURE DE LA SURFACE ANTÉRIEURE DE LA CORNÉE

**Méridien horizontal | à 0° | Méridien vertical**

| Réfr. | Rayon | Réfr. | Rayon | Astigm. |
|---|---|---|---|---|
| 45,5 | $7^{mm}42$ | 45,5 | $7^{mm}42$ | 0 |

**Méridien horizontal | à 5° | Méridien vertical**

| | Réfr. | Rayon | Réfr. | Rayon | Astigm. |
|---|---|---|---|---|---|
| Temp... | 44,5 | $7^{mm}58$ | 46 | $7^{mm}34$ | 1,5 D dir. |
| Nas..... | 47,8 | 7 06 | 48,2 | 7 | 0,4 D dir. |
| Sup .... | 47,8 | 7 06 | 46,9 | 7 20 | 0,9 D inv. |
| Inf...... | 46,8 | 7 23 | 46 | 7 34 | 0,8 D inv. |

**Méridien horizontal | à 10° | Méridien vertical**

| | Réfr. | Rayon | Réfr. | Rayon | Astigm. |
|---|---|---|---|---|---|
| Temp... | 47,2 | $7^{mm}15$ | 46,5 | $7^{mm}26$ | 0,7 D inv. |
| Nas..... | 47,8 | 7 06 | 47 | 7 18 | 0,8 D inv. |
| Sup .... | 48 | 7 03 | 47,2 | 7 15 | 0,8 D inv. |
| Inf...... | 48,1 | 7 02 | 47 | 7 18 | 1,1 D inv. |

**Méridien horizontal | à 15° | Méridien vertical**

| | Réfr. | Rayon | Réfr. | Rayon | Astigm. |
|---|---|---|---|---|---|
| Temp... | 47,2 | $7^{mm}15$ | 47 | $7^{mm}18$ | 0,2 D inv. |
| Nas..... | 47,8 | 7 06 | 46,2 | 7 30 | 1,6 D inv. |
| Sup .... | 47,3 | 7 13 | 46,3 | 7 28 | 1 D inv. |
| Inf ..... | 48,2 | 7 | 46,8 | 7 22 | 1,4 D inv. |

OG. — Ptérygion interne membraneux vascularisé, empiétant sur la cornée d'environ 1 millimètre. Arc sénile asssez prononcé.

V = 0.

COURBURE DE LA SURFACE ANTÉRIEURE DE LA CORNÉE

**Méridien horizontal | à 0° | Méridien vertical**

| Réfr. | Rayon | Réfr. | Rayon | Astigm. |
|---|---|---|---|---|
| 46,8 | 7$^{mm}$22 | 45,5 | 7$^{mm}$42 | 1,3 D inv. |

**Méridien horizontal | à 5° | Méridien vertical**

| | Réfr. | Rayon | Réfr. | Rayon | Astigm. |
|---|---|---|---|---|---|
| Temp... | 47,5 | 7$^{mm}$10 | 46,5 | 7$^{mm}$26 | 1 D inv. |
| Nas..... | 47,5 | 7 10 | 45,8 | 7 38 | 1,7 D inv. |
| Sup .... | 47,5 | 7 10 | 46 | 7 34 | 1,5 D inv. |
| Inf...... | 48,2 | 7 | 46,6 | 7 24 | 1,6 D inv. |

**Méridien horizontal | à 10° | Méridien vertical**

| | Réfr. | Rayon | Réfr. | Rayon | Astigm. |
|---|---|---|---|---|---|
| Temp... | 47,2 | 7$^{mm}$15 | 46,3 | 7$^{mm}$30 | 0,9 D inv. |
| Nas..... | 48 | 7 03 | 46,8 | 7 22 | 1,2 D inv. |
| Sup .... | 48,6 | 6 95 | 47,5 | 7 10 | 1,1 D inv. |
| Inf...... | 47,5 | 7$^{mm}$10 | 46,5 | 7 26 | 1 D inv. |

**Méridien horizontal | à 15° | Méridien vertical**

| | Réfr. | Rayon | Réfr. | Rayon | Astigm. |
|---|---|---|---|---|---|
| Temp... | 48 | 7$^{mm}$03 | 46,7 | 7$^{mm}$24 | 1,3 D inv. |
| Nas..... | 48 | 7 03 | 47,5 | 7 10 | 0,5 D inv. |
| Sup .... | 47,5 | 7 10 | 46 | 7 34 | 1,5 D inv. |
| Inf...... | 47,8 | 7 06 | 46,8 | 7 22 | 1 D inv. |

## OBSERVATION VIII *(Personnelle)*.

Jean R..., soixante-dix ans. O D G. — Cornée légèrement dépolie sur la plus grande partie de sa surface ; semble porter des traces d'une kératite ancienne (?).

O D. — Ptérygion interne membraneux, épais, légèrement vascularisé. Base très large, onglet empiète sur la cornée d'environ 6 à 7 millimètres. Recouvre presque tout l'espace pupillaire.

Arc sénile très prononcé. V 1/3 n. am. p. v.

Astigmatisme exccessivement irrégulier.

Réfraction à 15° du centre vers le côté temporal : Hor., 42,5 ; vert., 45. As., 2,5 D dir.

Sur le reste de la cornée, la mesure de la réfraction est rendue impossible à cause du grand développement du ptérygion.

O G. — Pas de ptérygion.

Réfraction au centre, 45 hor., 45,4 vert. As., 0,4 D dir.

A la périphérie, la cornée étant dépolie, la mesure de la réfraction est difficile. Cependant, l'astigmatisme ne paraît pas dépasser 0,5 D.

---

## OBSERVATION IX *(Personnelle)*.

Marie B..., soixante ans.

O D. — Ptérygion interne membraneux vascularisé, empiétant sur la cornée d'environ 1 millimètre. Arc sénile peu prononcé. + 1,50 V = 1. Pour le travail de près + 3,50.

COURBURE DE LA SURFACE ANTÉRIEURE DE LA CORNÉE

Méridien horizontal | à 0° | Méridien vertical

| Réfr. | Rayon | Réfr. | Rayon | Astigm. |
|---|---|---|---|---|
| 41 | 8mm23 | 40,4 | 8mm32 | 0,6 D inv. |

Méridien horizontal | à 5° | Méridien vertical

| | Réfr. | Rayon | Réfr. | Rayon | Astigm. |
|---|---|---|---|---|---|
| Temp... | 40,5 | 8mm34 | 39,5 | 8mm54 | 1 D inv. |
| Nas..... | 39,2 | 8 60 | 43,5 | 7 96 | 4,3 D dir. |
| Sup .... | 44 | 7 67 | 43 | 7 85 | 1 D inv. |
| Inf...... | 43,5 | 7 96 | 42,6 | 7 93 | 0,9 D inv. |

Méridien horizontal | à 10° | Méridien vertical

| | Réfr. | Rayon | Réfr. | Rayon | Astigm. |
|---|---|---|---|---|---|
| Temp... | 43,2 | 7mm81 | 42,8 | 8mm | 0,4 D inv. |
| Nas..... | 42,5 | 7 95 | 44,3 | 7 61 | 1,8 D dir. |
| Sup .... | 42,8 | 8 | 42,8 | 8 | 0 |
| Inf...... | 41,9 | 8 06 | 40,5 | 8 33 | 1,4 D inv. |

Méridien horizontal | à 15° | Méridien vertical

| | Réfr. | Rayon | Réfr. | Rayon | Astigm. |
|---|---|---|---|---|---|
| Temp... | 41,9 | 8mm06 | 43,2 | 7mm81 | 1,3 D dir. |
| Nas..... | 41,5 | 8 14 | 43,5 | 7 76 | 2 D dir. |
| Sup .... | 40,8 | 8 40 | 40,6 | 8 31 | 0,2 D inv. |
| Inf...... | 39,9 | 8 46 | 38 | 8 89 | 1,9 D inv. |

OG. — Ptérygion interne membraneux vascularisé, empiétant sur la cornée d'environ 1 millimètre. Arc sénile peu prononcé.

+ 1,50 V 1. Pour le travail de près + 3,50.

COURBURE DE LA SURFACE ANTÉRIEURE DE LA CORNÉE

**Méridien horizontal | à 0° | Méridien vertical**

| Réfr. | Rayon | Réfr. | Rayon | Astigm. |
|---|---|---|---|---|
| 42,1 | 8mm02 | 43,1 | 7mm83 | 1 D dir. |

**Méridien horizontal | à 5° | Méridien vertical**

| | Réfr. | Rayon | Réfr. | Rayon | Astigm. |
|---|---|---|---|---|---|
| Temp... | 45 | 7mm50 | 44,3 | 7mm61 | 0,7 D inv. |
| Nas..... | 44,7 | 7 56 | 44,9 | 7 52 | 0,2 D dir. |
| Sup .... | 45 | 7 50 | 44,5 | 7 59 | 0,5 D inv. |
| Inf...... | 44,5 | 7 59 | 44,5 | 7 59 | 0 |

**Méridien horizontal | à 10° | Méridien vertical**

| | Réfr. | Rayon | Réfr. | Rayon | Astigm. |
|---|---|---|---|---|---|
| Temp... | 44,7 | 7mm56 | 44,7 | 7mm56 | 0 |
| Nas..... | 43 | 7 85 | 44,3 | 7 61 | 1,3 D dir. |
| Sup .... | 43,7 | 7 73 | 44,5 | 7 59 | 0,8 D dir. |
| Inf...... | 44,5 | 7 59 | 43 | 7 85 | 1,5 D inv. |

**Méridien horizontal | à 15° | Méridien vertical**

| | Réfr. | Rayon | Réfr. | Rayon | Astigm. |
|---|---|---|---|---|---|
| Temp... | 43 | 7mm85 | 43 | 7mm85 | 0 |
| Nas..... | 41,2 | 8 20 | 42,2 | 8 | 1 D dir. |
| Sup .... | 42,5 | 7 95 | 41,9 | 8 06 | 0,6 D inv. |
| Inf...... | 40 | 8 44 | 43 | 7 85 | 3 D dir. |

## OBSERVATION X *(Personnelle).*

Marie S..., trente ans, cultivatrice.

OD. — Pas de ptérygion. Pinguecula.

V = 1.

COURBURE DE LA SURFACE ANTÉRIEURE DE LA CORNÉE

**Méridien horizontal | à 0° | Méridien vertical**

| Réfr. | Rayon | Réfr. | Rayon | Astigm. |
|---|---|---|---|---|
| 44 | 7mm67 | 44,6 | 7mm57 | 0,6 D dir. |

**Méridien horizontal | à 5° | Méridien vertical**

| | Réfr. | Rayon | Réfr. | Rayon | Astigm. |
|---|---|---|---|---|---|
| Temp... | 43,8 | 7mm71 | 44,2 | 7mm65 | 0,4 D dir. |
| Nas..... | 43,8 | 7 71 | 44,6 | 7 57 | 0,8 D dir. |
| Sup .... | 44,2 | 7 65 | 45,4 | 7 43 | 1,2 D dir. |
| Inf...... | 44,8 | 7 54 | 45,2 | 7 47 | 0,4 D dir. |

**Méridien horizontal | à 10° | Méridien vertical**

| | Réfr. | Rayon | Réfr. | Rayon | Astigm. |
|---|---|---|---|---|---|
| Temp... | 44,5 | 7mm59 | 45,2 | 7mm47 | 0,7 D dir. |
| Nas..... | 44,2 | 7 65 | 44,9 | 7 52 | 0,7 D dir. |
| Sup .... | 44,5 | 7 59 | 44,9 | 7 52 | 0,4 D dir. |
| Inf ..... | 44,5 | 7 59 | 44,5 | 7 59 | 0 |

**Méridien horizontal | à 15° | Méridien vertical**

| | Réfr. | Rayon | Réfr. | Rayon | Astigm. |
|---|---|---|---|---|---|
| Temp... | 44,2 | 7mm65 | 44,8 | 7mm54 | 0,6 D dir. |
| Nas..... | 43,2 | 7 81 | 44,6 | 7 57 | 1,4 D dir. |
| Sup .... | 44,5 | 7 59 | 45,5 | 7 42 | 1 D dir. |
| Inf...... | 44,8 | 7 54 | 44,5 | 7 59 | 0,3 D inv. |

O G. — Ptérygion interne membraneux vascularisé, empiétant sur la cornée à peine de 1 millim. V = 1.

COURBURE DE LA SURFACE ANTÉRIEURE DE LA CORNÉE

**Méridien horizontal | à 0° | Méridien vertical**

| Réfr. | Rayon | Réfr. | Rayon | Astigm. |
|---|---|---|---|---|
| 44 | 7mm67 | 45,2 | 7mm47 | 1,2 D dir. |

**Méridien horizontal | à 5° | Méridien vertical**

| | Réfr. | Rayon | Réfr. | Rayon | Astigm. |
|---|---|---|---|---|---|
| Temp... | 44,6 | 7mm57 | 45,2 | 7mm47 | 0,6 D dir. |
| Nas..... | 44,6 | 7 57 | 44,6 | 7 57 | 0 |
| Sup .... | 44,2 | 7 65 | 45,4 | 7 43 | 1,2 D dir. |
| Inf...... | 45 | 7 50 | 45,6 | 7 40 | 0,6 D dir. |

**Méridien horizontal | à 10° | Méridien vertical**

| | Réfr. | Rayon | Réfr. | Rayon | Astigm. |
|---|---|---|---|---|---|
| Temp... | 45,3 | 7mm45 | 46 | 7mm34 | 0,7 D dir. |
| Nas..... | 44,2 | 7 65 | 45,2 | 7 47 | 1 D dir. |
| Sup .... | 44,3 | 7 63 | 44,6 | 7 57 | 0,3 D dir. |
| Inf...... | 44,8 | 7 54 | 44,8 | 7 54 | 0 |

**Méridien horizontal | à 15° | Méridien vertical**

| | Réfr. | Rayon | Réfr. | Rayon | Astigm. |
|---|---|---|---|---|---|
| Temp... | 44,5 | 7mm59 | 45,6 | 7mm40 | 1,1 D dir. |
| Nas..... | 44,3 | 7 63 | 45,3 | 7 45 | 1 D dir. |
| Sup .... | 44,6 | 7 57 | 44 | 7 67 | 0,6 D inv. |
| Inf ..... | 45 | 7 50 | 45 | 7 50 | 0 |

## OBSERVATION XI (*Personnelle*).

Joseph G..., soixante-dix ans environ, jardinier.

O D. — Ptérygion interne membraneux vascularisé, empiétant sur la cornée de 2 millimètres environ. Arc sénile prononcé.

V = 1/3 non am. p. v.

COURBURE DE LA SURFACE ANTÉRIEURE DE LA CORNÉE

**Méridien horizontal | à 0° | Méridien vertical**

| Réfr. | Rayon | Réfr. | Rayon | Astigm. |
|---|---|---|---|---|
| 45,2 | 7mm46 | 46,8 | 7mm22 | 1,6 D dir. |

**Méridien horizontal | à 10° | Méridien vertical**

| | Réfr. | Rayon | Réfr. | Rayon | Astigm. |
|---|---|---|---|---|---|
| Temp... | 46 | 7mm34 | 45,5 | 7mm42 | 0,5 D inv. |
| Nas..... | 45 | 7 50 | 46,5 | 7 26 | 1,5 D dir. |
| Sup .... | 45,6 | 7 40 | 46,5 | 7 26 | 0,9 D dir. |
| Inf...... | 46,2 | 7 30 | 46 | 7 34 | 0,2 D inv. |

**Méridien horizontal | à 10° | Méridien vertical**

| | Réfr. | Rayon | Réfr. | Rayon | Astigm. |
|---|---|---|---|---|---|
| Temp... | 46 | 7mm34 | 46 | 7mm34 | 0 |
| Nas..... | 45,5 | 7 42 | 46,5 | 7 26 | 1 D dir. |
| Sup .... | 46,3 | 7 28 | 46,5 | 7 26 | 0,2 D dir. |
| Inf...... | 46,2 | 7 30 | 45,5 | 7 42 | 0,7 D inv. |

**Méridien horizontal | à 15° | Méridien vertical**

| | Réfr. | Rayon | Réfr. | Rayon | Astigm. |
|---|---|---|---|---|---|
| Temp... | 46,5 | 7mm26 | 46,2 | 7mm30 | 0,3 D inv. |
| Nas..... | 45,4 | 7 44 | 46,4 | 7 27 | 1 D dir. |
| Sup .... | 45,8 | 7 38 | 46 | 7 34 | 0,2 D dir. |
| Inf...... | 46,5 | 7 26 | 45,2 | 7 46 | 1,3 D inv. |

O G. — Ptérygion interne membraneux vascularisé, ne dépassant pas le limbe scléro-cornéen. Arc sénile prononcé.

V = 1/3 n. am. p. v.

COURBURE DE LA SURFACE ANTÉRIEURE DE LA CORNÉE

**Méridien horizontal | à 0° | Méridien vertical**

| Réfr. | Rayon | Réfr. | Rayon | Astigm. |
|---|---|---|---|---|
| 46 | 7mm34 | 45,5 | 7mm42 | 0,5 D inv. |

**Méridien horizontal | à 5° | Méridien vertical**

| | Réfr. | Rayon | Réfr. | Rayon | Astigm. |
|---|---|---|---|---|---|
| Temp... | 46 | 7mm34 | 45,5 | 7mm42 | 0,5 D inv. |
| Nas..... | 46 | 7 34 | 45,2 | 7 46 | 0,8 D inv. |
| Sup .... | 45,5 | 7 42 | 44,5 | 7 59 | 1 D inv. |
| Inf...... | 46 | 7 34 | 45 | 7 50 | 1 D inv. |

**Méridien horizontal | à 10° | Méridien vertical**

| | Réfr. | Rayon | Réfr. | Rayon | Astigm. |
|---|---|---|---|---|---|
| Temp... | 45,8 | 7mm38 | 45,2 | 7mm46 | 0,6 D inv. |
| Nas..... | 45,8 | 7 38 | 45 | 7 50 | 0,8 D inv. |
| Sup .... | 46 | 7 34 | 44,6 | 7 60 | 1,4 D inv. |
| Inf ..... | 45,8 | 7 38 | 45 | 7 50 | 0,8 D inv. |

**Méridien horizontal | à 15° | Méridien vertical**

| | Réfr. | Rayon | Réfr. | Rayon | Astigm. |
|---|---|---|---|---|---|
| Temp... | 45,6 | 7mm40 | 45 | 7mm50 | 0,6 D inv. |
| Nas..... | 44,2 | 7 64 | 45,2 | 7 46 | 1 D dir. |
| Sup .... | 45,7 | 7 40 | 44,9 | 7 52 | 0,8 D inv. |
| Inf...... | 45,8 | 7 38 | 44,7 | 7 56 | 1,1 D inv. |

Nous est-il possible, en interprétant les résultats de nos observations, de répondre aux trois questions que nous nous sommes posées à la fin de notre introduction?

1° L'astigmatisme cornéen produit par le ptérygion augmente-t-il du centre à la périphérie, siège du ptérygion?

Nous avons, pour le démontrer, les observations III, VI, VII, IX, XI.

| | | | |
|---|---|---|---|
| Obs. III. | — OD | Au centre, astigmatisme...... | 0,5 D |
| | | A la périphérie, à 10°, astigm.. | 2,2 D |
| | | — à 15°, — .. | 3,2 D |
| Obs. VI. | — OD | Au centre, astigmatisme...... | 1,3 D |
| | | A la périphérie, astigmatisme. | 2,8 D |
| Id. | OG | Au centre, astigmatisme...... | 1 D |
| | | A la périphérie, astigmatisme. | 3 D |
| Obs. VII. | — OD | Au centre, astigmatisme...... | 0 |
| | | A la périphérie, astigmatisme. | 1,6 D |
| Obs. IX. | — OD | Au centre, astigmatisme...... | 0,6 D |
| | | A la périphérie, astigmatisme. | 4,3 D |
| Id. | OG | Au centre, astigmatisme...... | 1 D |
| | | A la périphérie, astigmatisme. | 3 D |
| Obs. XI. | — OG | Au centre, astigmatisme...... | 0,5 D |
| | | A la périphérie, astigmatisme. | 1,4 D |

Cela fait sept sur quatorze yeux dont nous avons pu examiner à la fois le centre et la périphérie ; sur les sept autres, l'astigmatisme est moins considérable à la périphérie qu'au centre.

2° Pour un ptérygion interne, l'astigmatisme est-il

plus prononcé du côté interne comparé aux autres côtés de la périphérie?

Si nous comparons le côté interne avec le côté temporal, nous avons des résultats positifs dans les observations III, IX, X, XI.

| | | | |
|---|---|---|---|
| Obs. III. — OD | Du côté temporal l'astig. varie de | 0 D à 0,8 D |
| | Du côté nasal l'astig. atteint | 3 D,2 |
| Obs. IX. — OD | Du côté temporal l'astig. varie de | 1 D à 1,3 D |
| | Du côté nasal l'astig. atteint | 4,3 D |
| Id. OG | Du côté temporal l'astig. varie de | 0 D à 0,7 D |
| | Du côté nasal l'astig. atteint | 1,3 D |
| Obs. X. — OD | Du côté temporal l'astig. varie de | 0 D à 0,7 D |
| | Du côté nasal l'astig. atteint | 1,4 D |
| Obs. XI. — OD | Du côté tempor. l'astig. ne dépasse pas | 0,5 D |
| | Du côté nasal l'astig. atteint | 1,5 D |

En résumé, sur quatorze yeux nous avons cinq résultats positifs. Il n'en est pas de même si nous comparons le côté nasal avec les côtés supérieur et inférieur; le ptérygion semble exercer sur ces derniers autant d'influénce que sur le premier.

5° En cas de ptérygion unilatéral, l'astigmatisme est-il plus prononcé du côté de l'œil porteur du ptérygion?

Nous avons trois cas de ptérygion unilatéral : observations III, VIII, X.

Obs. III. — OD : Ptérygion, astigmatisme atteint 3,2 D
Id. OG : Pas de ptérygion, astig. ne dépasse pas 1 D

Obs. VIII. — OD : Ptérygion, astigmatisme atteint 2,5 D
Id. OG : Pas de ptérygion, astig. ne dépasse pas 0,5 D

Obs. X. — Ne donne pas de résultats positifs, mais il faut noter que l'œil non atteint de ptérygion est porteur d'un pingueculum.

# CONCLUSIONS

En nous basant sur les quelques observations que nous venons d'exposer, nous nous croyons autorisé à conclure :

1° Le ptérygion, grâce à ses rapports intimes avec la membrane élastique de la cornée, semble agir sur cette membrane par tiraillement, de façon à déterminer sur la surface antérieure de la cornée des variations de courbure.

2° De ces variations de courbure, il résulte un astigmatisme plus ou moins considérable, irrégulier ou régulier.

Il est irrégulier si le ptérygion atteint le centre pupillaire ; il est régulier si le ptérygion empiète peu sur la cornée ;

3° Le ptérygion n'influence pas seulement la partie interne de la cornée, mais aussi les parties supérieure et inférieure. Il peut agir en tirant sur un point limité, de telle sorte que sur des parties très voisines il peut provoquer un aplatissement localisé et à côté une exagération de courbure compensatrice.

4° Si le ptérygion ne dépasse pas le limbe scléro-cornéen ou n'empiète qu'à peine de 1 millimètre sur la cornée, il détermine au centre peu ou point d'astigmatisme.

Si le ptérygion empiète de 1 à 4 millimètres sur la cornée, il détermine au centre un astigmatisme qui peut être considérable et atteindre de 2 à 4 D.

Si le ptérygion atteint le centre pupillaire, l'astigmatisme qu'il détermine est toujours très irrégulier et peut atteindre des proportions considérables.

5° L'astigmatisme n'est pas toujours gênant, sans doute à cause de l'accommodation cristallinienne. Lorsqu'il est gênant, il est rarement corrigible par des verres cylindriques, soit parce qu'il est irrégulier, soit parce qu'il est trop considérable.

*Vu par le Président de Thèse,*
AUDEBERT.

Vu :
*Le Doyen,*
Pour le Doyen, L'Assesseur,
FRÉBAULT.

*Vu et permis d'imprimer :*
Toulouse, le 15 juillet 1904.
*Le Recteur,*
*Président du Conseil de l'Université,*
PERROUD.

# BIBLIOGRAPHIE


AIRY. — Transactions of the Cambridge phil. Sociét., 1827.

BARGY (M.). — Recherches expérimentales sur les amétropies de courbure d'origine cornéenne (Th. de Lyon, 1901).

BERBINEAU (B.). — Etude sur les rayons de courbure de la cornée dans les amétropies (Th. de Bordeaux, 1897).

BLANCHARD (G.-Ch.). — De l'astigmatisme déterminé par le ptérygion (Th. de Paris, 1904).

DONDERS (F.-C.). — Die Anomalien der Refraction und Accommodation (trad. all. de O. Becker, 1866, p. 379).

ERIKSEN. — Forme de la surface antérieure de la cornée, in Encyclopédie franç. d'Opht., 1904, t. III, p. 110.

GOULIER (C.-M.). — Sur un défaut assez commun de conformation des yeux et sur les moyens de rendre la vue distincte aux personnes qui en sont atteintes (C. R. de l'Acad. des Sciences, 1865, t. LXI, p. 266).

HELMHOLTZ. — Réfraction par une surface ellipsoïdale. Optique physiol. (trad. franç. de Javal et Klein, p. 195).

JAVAL (E.). — Réglages astigmatiques de l'œil (Ann. d'Oculist., 1890, t. CIV, p. 169).

JAVAL (E.). — Mesure de l'astigmie cornéenne à l'aide de l'ophtalmomètre, in Encyclopédie franç. d'Opht., 1904, t. III, p. 78.

KNAPP (H.). — Ueber die Asymmétrie des Auges in seinen verschiedenen Meridianen (Arch. f. Opht., t. VIII, p. 239).

LEROY (C.-J.-A.). — Sur la forme de la cornée normale (C. R. de l'Académ. des Sciences, t. CVII, p. 696).

MEYER (E.). — Forme de l'hémisphère antérieure de l'œil déterminée par les mensurations des courbures de la cornée et de la sclérotique (Ann. d'Oculist., 1890, t. CIII, p. 32).

PETIT (M.). — Mensurations ophtalmométriques, in Encyclopédie franç. d'Opht., 1904, t. III, p. 60.

PETREQUIN (J.-E.). — Ann. de la Soc. de Méd. de Gand, 1838.

PRENANT. — Membrane épithéliale de Descemet (Journ. de l'Anatom., 1886, p. 353).

SULZER (E.). — La forme de la cornée humaine et son influence sur la vision (Arch. d'Opht., 1892, p. 32).

TSCHERNING. — Principes de l'Ophtalmométrie (Optique physiol., p. 46).

TSCHERNING. — Astigmatisme produit par la forme des surfaces (Optique physiol., p. 107).

WARLOMONT et TESTELIN. — Recherches sur les différentes formes de ptérygion, in Mackenzie, t. II, p. 352.

Toulouse. — Imprimerie J. FOURNIER, boulev. Carnot, 62.

www.ingramcontent.com/pod-product-compliance
Ingram Content Group UK Ltd.
Pitfield, Milton Keynes, MK11 3LW, UK
UKHW012101240726
13965UKWH00004B/1452

9 782013 050647